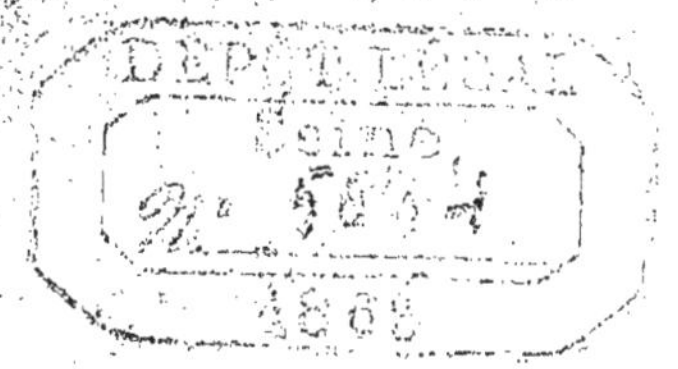

CAUSERIES

SUR

LES DENTS

NATURELLES ET ARTIFICIELLES

CONSEILS AUX MÈRES DE FAMILLE

PAR

SICARD ET DORIGNY

Médecins-Dentistes

PARIS

E. DENTU, LIBRAIRE-ÉDITEUR

PALAIS-ROYAL, 17 ET 19, GALERIE D'ORLÉANS

1863

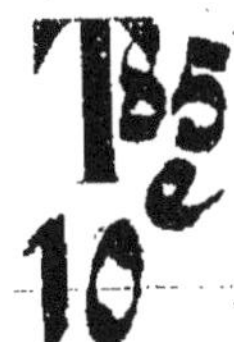

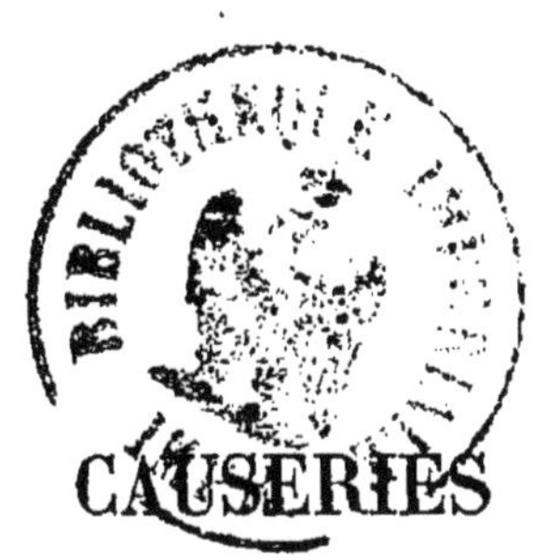

CAUSERIES

SUR LES DENTS

NATURELLES ET ARTIFICIELLES

PARIS. — IMPRIMERIE DE DUBUISSON ET Cᵉ, 5, RUE COQ-HÉRON.

CAUSERIES

SUR

LES DENTS

NATURELLES ET ARTIFICIELLES

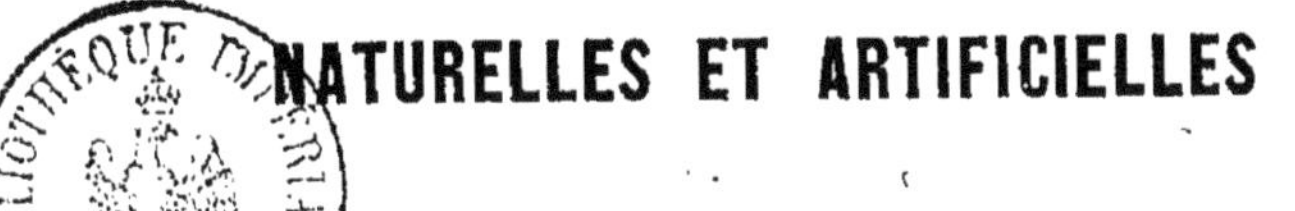

CONSEILS AUX MÈRES DE FAMILLE

PAR

SICARD & DORIGNY

Médecins-Dentistes.

PARIS

DENTU, LIBRAIRE-ÉDITEUR

GALERIE D'ORLÉANS, 17 ET 19, PALAIS-ROYAL

1863

AVANT-PROPOS

On demandait un jour à Capron, célèbre arracheur de dents qui demeurait, en 1770, rue Saint-Honoré, à quoi il employait ses moments de loisir. — « A composer des maximes de La Rochefoucauld, répondit-il imperturbablement, cela m'amuse et me délasse de mon travail. »

Nous n'avons certes point les prétentions de Capron (les dentistes, du reste, n'ont été prétentieux qu'en 1770) ; mais lorsqu'un loisir nous est fait, nous nous complaisons à traiter quelque question de notre art.

D'Aguesseau, qui se mettait à table à heure fixe,

parfois obligé d'attendre sa femme, prenait patience en jetant ses pensées sur le papier, et, au bout de quelques années, il avait ainsi composé un travail considérable (*les Méditations métaphysiques*).

C'est peut-être aussi à ce mode ingénieux d'attente facile que l'illustre chancelier dut sa réputation de vertu et de sagesse.

Ce moyen d'utiliser un loisir forcé est, du reste, à la portée de tout le monde.....

Parmi les observations que nous avons recueillies, parmi les notes écrites ainsi chaque jour, nous en avons choisi quelques-unes pour former les chapitres sans prétention de nos *Causeries sur les dents naturelles et artificielles.*

CAUSERIES

SUR LES DENTS

NATURELLES ET ARTIFICIELLES

CHAPITRE PREMIER

LES ÉPIGRAMMES SUR LES DENTS ARTIFICIELLES.

Les plaisanteries dirigées contre les dents artificielles dorment dans l'arsenal des épigrammes usées ; ces dents seront toujours employées par les hommes, parce qu'il y va de leur santé et de leur beauté ; par les femmes, parce qu'il y va de leur beauté et de leur santé.

Qui, d'ailleurs, aurait le courage de railler cette jeune femme à qui un accident enlève une des perles qui ornent sa bouche, et qui s'empresse de faire combler cette brèche malencontreuse ?

Voudriez-vous que cette bouche fraîche et rieuse se déshabituât du sourire qui lui allait si bien ? Pourriez-vous reprocher l'artifice d'une dent factice à cette jeune fille qui comprend que la beauté est le premier trésor des femmes, et qui devine que les femmes ne sont aimées que parce qu'elles sont belles ? *Contemnunt (homines) spinam quum cecidere rosæ.*

Qui donc voudrait aiguiser l'épigramme à propos de cette jeune mère qui vient redemander à l'art les dents que la maternité lui a coûtées, et qui ne les redemande peut-être que pour mieux sourire à son enfant ?

La femme sait qu'il n'est pas de bijou qui vaille une boucle de ses cheveux, pas de diamant qui vaille une de ses dents.

Railler une femme de ce qu'elle cherche à dissimuler la perte d'une dent, c'est la railler de ce qu'elle s'efforce de plaire ; mais la femme, comme l'a dit si bien Mme de Staël, la femme n'est-elle pas née pour cela ? Vit-elle pour autre chose ? Ne vieillit-elle pas avec le regret de n'avoir pas assez plu ? Ne meurt-elle pas avec le chagrin de ne plus plaire ?

Le beau est la splendeur du vrai, s'est écrié Platon. *Rien n'est beau que le vrai*, a déclamé Boileau. Que tous les philosophes et tous les satiriques se liguent pour chanter la même antienne, nous soutiendrons, nous, qu'il en est de certaines illusions dans la beauté de la femme comme des fictions de théâtre, où la vraisemblance a tout l'attrait de la vérité.

CHAPITRE II

LES DENTS AU POINT DE VUE DE LA BEAUTÉ.

Les personnes intelligentes ont grand soin de leurs dents. Sans bonnes dents, il n'est ni santé ni beauté.

Nous l'avons assez souvent démontré, l'absence des dents vicie la prononciation — la denture n'est-elle pas le clavier de la parole? — déforme le visage et rend impossible la digestion régulière.

La négligence des soins de la bouche est impardonnable chez tous, mais surtout chez la femme, car si les dents ont été données aux animaux pour mordre, à l'homme pour mâcher, elles ont été données à la femme pour être belle.

Le premier devoir d'une femme, a dit Mme de Girardin, c'est d'être jolie; jolie par égard pour ses parents, pour ses amis; jolie par respect pour elle-même. Elle est intelligente et bonne, la femme qui prodigue des soins assidus à la beauté qu'elle a reçue du Créateur.

C'est une preuve d'affection qu'elle donne à ceux qui l'entourent et qui l'aiment. — Elle n'est vraiment pas femme, elle n'a ni l'esprit ni le cœur de son sexe, celle qui ne considère pas ses dents comme la première des parures, celle qui ne comprend pas que la perte des dents est la préface de la vieillesse et de la décrépitude.

Comment se fait-il que la femme — quand Dieu l'a dotée de tant de tact, de ce tact qui constitue chez elle presque un sixième sens — semble ne pas comprendre toujours qu'il n'est pas de beauté pour elle sans dents saines et blanches?

Deux femmes sont en présence : l'une d'une beauté correcte, pure, quasi idéale ; l'autre d'une beauté ordinaire. — De quel côté ira la sympathie, sur quel visage notre regard se reposera-t-il avec plus de plaisir, si la bouche de la première est crénelée comme une tour féodale, si la bouche de la seconde est agrémentée et éclairée de jolies dents entre deux lèvres roses?

Le premier trait d'esprit de la femme, c'est sa figure ; son argument le plus victorieux, c'est son sourire.

Hélas! combien de jeunes filles qui ont l'âge de la Junie de Racine, de la Virginie de Bernardin de Saint-Pierre, de Cymodocée, d'Ophélie, et qui n'osent plus sourire!

Une femme qui a de vilaines dents ne rit que des yeux.

Mon enfant, — disait la marquise d'Aubeterre à sa nièce, désolée d'avoir rencontré à la cour une beauté qui menaçait d'entrer en lutte avec elle, — mon enfant, votre rivale a de vilaines dents ; quand vous la verrez près du roi, racontez-lui quelque chose qui la fasse rire.

Les femmes rient à tout propos pour montrer leurs dents, — dit le moraliste morose. — Tant mieux, répond Arsène Houssaye, — quand les dents sont belles, le rire a raison.

On dit que le sourire fréquent chez la femme dénote un vide dans l'esprit : cela est faux ; mais, ce qui est vrai, c'est que l'absence du sourire est l'indice d'un vide dans la bouche.

Une femme qui a de jolies dents ne dit rien qu'on n'écoute avec plaisir. *On l'écoute des yeux.*

On s'étonnait un jour de l'attachement du poëte orateur Sheridan pour miss S..., une des plus belles, mais une des plus sottes personnes des Trois-Royaumes-Unis.

Je ne l'écoute jamais, dit Sheridan, *je la regarde parler.*

CHAPITRE III

LES DENTS AU POINT DE VUE DE LA SANTÉ.

La santé ou la maladie est due à la perfection ou à l'imperfection avec laquelle s'exécutent les diverses fonctions dont l'ensemble constitue la vie ; la digestion est l'une de ces fonctions et l'une des plus importantes; or, la digestion est subordonnée à la mastication. L'estomac réclame impérieusement une lacération et une trituration parfaite des aliments; si la mastication est insuffisante, le travail de chymification ne s'accomplit pas ou s'accomplit mal, et les produits que livre alors l'estomac à l'organisme ne sauraient réparer ses pertes.

M. Oudet, qui fait autorité dans notre art, a déclaré avoir constaté un très grand nombre d'affections stomacales et intestinales, contre lesquelles les ressources de la médecine étaient restées impuissantes, et les avoir vues sensiblement décroître et même disparaître, par suite de l'application d'un dentier qui permettait aux malades de mâcher convenablement. La plupart des gastralgies et des dyspepsies, les dégénérescences de l'estomac, l'horrible cancer, dont les victimes sont de jour en jour plus nombreuses, n'ont souvent d'autres causes qu'une mastication défectueuse.

A cette considération si puissante — la santé — vient encore se joindre la question de plastique. Toutes nos dents ont entre elles une telle harmonie qu'aucune ne peut être brisée ou enlevée, sans que les dents voisines ou correspondantes n'en souffrent à l'instant. Ainsi, lorsque les incisives supérieures viennent à manquer, les incisives inférieures n'étant plus maintenues, se déchaussent et s'allongent jusqu'à ce qu'elles rencontrent la gencive supérieure, dans laquelle s'imprime leur extrémité, et en même temps, poussées par la langue, elles se dirigent en avant avec d'autant plus de facilité qu'elles sont toujours rapidement ébranlées.

Si ce sont les molaires qui font défaut, les joues se creusent, les mâchoires tendent à se rapprocher par suite des contractions de leurs muscles puissants, les incisives inférieures frappent sur le talon des dents d'en haut, et celles-ci, n'offrant pas une résistance suffisante, sont jetées en avant, tandis que les inférieures s'allongent à mesure que cèdent celles du haut. Enfin, lorsque la presque totalité des dents est perdue par suite de carie, d'accidents ou de vieillesse, les alvéoles se rétrécissent et s'oblitèrent, les mâchoires s'affaissent et il en résulte une déformation dans la charpente osseuse de la face, le coin des lèvres se ride, le nez et le menton se rapprochent.

Règle générale, on ne réclame les secours de la prothèse que lorsque l'on perd ses dents apparentes, les dents antérieures ; c'est là un grand tort. Dès qu'on a perdu ses molaires, on doit avoir recours aux dents artificielles. Dans notre système dentaire si admirablement disposé, à chaque dent est dévolu un rôle spécial ; les incisives et les canines coupent et divisent les aliments, que broient et triturent les molaires. Essayer de faire jouer aux incisives un rôle que leur forme ni leur position ne peuvent leur permettre de remplir, autrement dit, s'en servir pour mâcher, c'est les vouer fatalement à une destruction prompte et complète, et condamner à l'état morbide ses fonctions digestives.

Ne point faire remplacer ses molaires lorsqu'elles sont tombées, c'est amasser de la mauvaise santé pour ses vieux jours.

CHAPITRE IV

DE LA PERTE DES DENTS CHEZ LA FEMME.

Quelle désillusion lorsqu'une femme ouvre la bouche, et qu'au lieu de l'écrin charmant que l'œil s'attend à voir entr'ouvert, il ne rencontre que d'affreux vides ou des dents irrégulières, trop longues, cariées, noirâtres !

Une mauvaise denture fait soupçonner la fétidité de l'haleine, et presque toujours ce soupçon est justifié.

C'est bien à tort que J.-J. Rousseau prétend que l'odorat est le sens de l'imagination. Quelque agrément qu'on puisse trouver dans la conversation d'une femme d'esprit, si sa bouche n'est pas saine, — on aimera à causer avec elle, mais... à distance.

Les dents ont aussi plus d'influence qu'on ne suppose sur le bonheur domestique.

Assurément, pour que deux époux soient heureux, il n'est pas nécessaire que la femme soit d'une grande beauté physique, et l'homme sage recherchera plutôt dans sa compagne la douceur, l'esprit d'ordre et de religion, l'éducation et autres qualités solides ; mais il n'est pas indispensable non plus que la femme soit laide, et que, de peur d'encourir l'accusation de coquetterie, elle néglige les soins qu'elle doit à sa personne.

Ce n'est point tant la première ride que la chute des premières dents qui sonne pour la femme la retraite de la jeunesse.

Quand on a été belle, — disait la marquise de Créqui, on a bien du mal à s'avouer du jour au lendemain qu'on a cessé de l'être. J'ai été assez heureuse, ajoutait-elle, pour compter plus de cinquante ans sans m'apercevoir des ravages du temps. J'avais le goût des ajustements coquets, et lorsque ma femme de chambre me demandait quelle robe je voulais mettre : « Ma robe couleur de rose et mes rubans vert-gai, répondais-je ; je les ai mis hier, pourquoi ne les porterais-je pas aujourd'hui ? » Ce n'est que lorsque mes premières dents sont tombées que j'ai dit adieu à ma chère robe rose, à mes chers rubans vert-gai.

La perte des dents est pour les femmes une véritable bataille de Waterloo, surtout en France, où la femme n'a pas, comme ailleurs, la ressource de faire oublier les défectuosités de son visage en montrant de l'esprit, puisque, si nous en croyons Delphine de Girardin, bon juge en pareille matière, en France, toutes les femmes ont de l'esprit ; puisque, a dit encore Mme de Staël, quelles que soient la force et l'étendue d'esprit d'une femme, quelle que soit l'importance des objets dont elle s'occupe, sa figure est toujours une raison dans l'histoire de sa vie.

CHAPITRE V

DE LA PERTE DES DENTS CHEZ L'HOMME.

Parmi les nombreuses infirmités dévolues en partage à l'espèce humaine, une seule n'éveille qu'une commisération moqueuse, et celle-là, c'est l'infirmité dentaire.

Lorsque vous rencontrez un grand garçon de vingt ans qui n'a conservé sur la façade dentaire que trois ou quatre dents élongées, noirâtres, oscillant comme un balancier d'horloge, sous la simple pression de la langue, est-ce une compassion vraie que vous ressentez?

Tout d'abord, ce témoignage irrécusable de souffrances endurées excite-t-il autre chose qu'un sourire réprimé à grand'peine?

Non. — Vous ne songez pas sur-le-champ à tout ce que cet homme a souffert ; la réflexion fera naître la pitié, mais au premier moment vous ne voyez que l'effet comique produit, dans cette bouche dévastée, par la langue qui cherche à passer à travers les créneaux de la denture (1), par cette prononciation sibilante, par

(1) Natura omniparens dentes effinxit acutos
Ne vaga sed claustris lingua sit arcta suis.

ces jets intempestifs de salive qui vous invitent à vous tenir à l'écart.

Il existe entre le physique et le moral une corrélation qui ne saurait être mise en doute.

Supposez un jeune homme tel que nous venons de le dépeindre, pensez-vous qu'il puisse être heureux?

Sa préoccupation incessante est de dissimuler son infirmité.

Il ne sourira pas, il sait que son sourire n'est qu'une ridicule grimace; — c'est à peine s'il osera parler, il se sent trahi par sa prononciation ; — dans sa bouche, la phrase la plus spirituelle n'est que burlesque. — Quelle saveur les mets peuvent-ils avoir pour lui (1)? Il ne peut les mâcher, et, ses digestions laborieuses, récalcitrantes, le poussent à l'hypocondrie.

Allons plus loin. Si ce jeune homme a besoin de travailler pour vivre, son infirmité ne l'empêchera-t-elle pas souvent d'obtenir les emplois auxquels ses capacités lui donnent droit de prétendre ?

Combien lui seront fermés de ces administrations, de ces comptoirs de l'industrie où il faut payer d'extérieur !

C'est avec juste raison qu'on a dit : En France, une fi-

(1) Non siculæ dapes dulcem elaborant saporem.

. . . .

Non eadem vini atque cibi torpente palato
Gaudia........

gure belle ou seulement régulière, est une recommandation muette (1).

En face de ces faits, n'est-il pas permis de formuler cet aphorisme qui, s'il touche au jeu de mots par la forme, n'en contient pas moins une désolante vérité : « Les dents tiennent une place dans la bouche et dans la vie. »

(1) C'est un bienfait de la nature que d'avoir reçu une de ces physionomies heureuses qui vont droit au cœur, qui inspirent au premier coup d'œil la confiance, comme la beauté inspire l'amour, et qui dispensent l'honnête homme de passer par la longue route de l'estime pour obtenir l'intérêt qu'il mérite. (Saint-Germain.)

CHAPITRE VI

LA DENT D'IVOIRE (OSANORE) (1).

L'emploi de la dent artificielle en ivoire (osanore), date de l'enfance de l'art. Elle était, nous le confessons, véritablement utile... avant qu'on eût trouvé mieux. Son usage fonctionnel est facile et commode, mais quel horrible inconvénient que sa décomposition rapide! Les dentistes étrangers ont peine à croire que les osanores aient droit de cité parmi nous, et ils ne savent ce qu'ils doivent admirer le plus, ou de l'aplomb du spécialiste qui débite pareille marchandise, ou du béotisme du public qui se prête à cette spéculation sans mot dire.

Mainte fois, des praticiens distingués ont cherché à éclairer ce public bénévole, et, en disant la vérité sur la dent d'ivoire, ont bien cru prononcer son oraison funèbre. Il n'en a rien été. *Vulgus vult decipi; sicut erat*

(1) Nous empruntons à notre *Guide pratique du Client pour les Dents artificielles* ce chapitre ainsi que le chapitre suivant.

in principio et nunc et semper. Chaque fois, du reste, que les vendeurs de dents d'ivoire ont pu craindre que l'engouement s'en détachât pour se porter sur un autre système de dents artificielles, ils les ont affublées d'un autre nom. Après avoir usé plusieurs dénominations, la dent d'hippopotame a été baptisée *osanore*, nom qui défie le savoir du plus patient chercheur d'étymologies.

L'osanore ne s'est point clandestinement présentée; elle a fait son entrée, au grand jour, dans sa bonne ville de Paris. Son parrain, digne émule de Barnum, la fit précéder de l'orchestre le plus complet que jamais le charlatanisme prit à sa solde. Un poëte célébra même dithyrambiquement la naissance et les vertus de la précieuse *osanore*. Il est vrai que ce Pindare a chanté tour à tour la Pologne et le Rob-Laffecteur, la bataille de Magenta et la moutarde blanche.

Si la poésie vit de fictions, c'est surtout lorsqu'elle célèbre les osanores.

Ces dents se pénètrent et s'imprègnent facilement des humeurs buccales et des acides résultant de la décomposition des aliments ou existant dans ces aliments avant leur absorption. Aussi quelques mois suffisent-ils pour donner aux osanores un ton jaunâtre des plus désagréables à l'œil, et pour les doter d'une fétidité contre laquelle est impuissant l'usage fréquent de la brosse. Tout produit animal, et ceci est une loi chimique, est putrescible, corruptible et décomposable.

Le président Hénault disait de sa cuisinière : « Entre elle et la Brinvilliers, il n'y a de différence que dans l'intention. »

Nous pourrions en dire autant des dentistes fournisseurs d'hippopotame.

On lit dans les *Anecdotes historiques, littéraires et critiques sur la médecine, la chirurgie et la pharmacie*, l'historiette suivante :

« Une jeune femme venait, dans un salon, de chanter d'une façon ravissante un morceau dont les paroles avaient fait en même temps sensation. Parmi les auditeurs, qui, s'approchèrent pour complimenter l'habile chanteuse, se trouvait le docteur Sue : « Voilà, certes, dit en *mezzo voce* le malicieux docteur, une fort jolie voix et de fort belles paroles, mais *l'air* n'en vaut rien. » L'infortunée avait des dents en hippopotame !

Nous fausserions la vérité en un point si nous ne disions pas que ces dents jouissent d'une propriété très précieuse,—pour les dentistes qui les emploient : — elles corrompent les dents saines.

Trois catégories de dentistes fournissent aujourd'hui cette sorte de dents :

1° Les dentistes octogénaires, *laudatores temporis acti*, parce qu'ils ne savent pas faire autre chose ;

2° Quelques praticiens dont la clientèle aristocratique ne regarde pas à renouveler ses râteliers deux ou trois fois l'an ;

3° Enfin, certains industriels, dentistes improvisés du jour au lendemain, comme tel bonnetier failli, tel excoiffeur, tel laquais de dentiste congédié pour paresse ou friponnerie, tel cabotin sifflé, qui commettent les plus scandaleux abus en bénissant les législateurs du 19 ventôse an XI pour leur mutisme touchant l'exercice de la chirurgie dentaire.

L'exploitation de l'hippopotame vaut celle d'un *placer* australien; on vendra encore longtemps des osanores.

CHAPITRE VII

EXAMEN RAISONNÉ ET COMPARÉ DES DIVERS SYSTÈMES

DE DENTS ARTIFICIELLES.

Dans un dentier, le succès dépend : de la régularité de la forme, du rapport exact entre la pièce supérieure et la pièce inférieure; mais, avant tout, de son ajustement parfait sur les gencives.

Avec un dentier en hippopotame, comme il faut à chaque instant porter l'ivoire sur le modèle résultant de l'empreinte, il s'ensuit que le contact détruit plus ou moins ces ondulations du palais, ces nervures, ces flexions à peine sensibles que l'empreinte reproduit déjà si difficilement.

Il en sera de même si la base est en or ou en tout autre métal; en effet, dans ces cas, il faut confectionner un moule et un contre-moule, soit en zinc, soit en cuivre, et estamper avec de lourds marteaux la plaque métallique interposée; n'est-il pas dès lors impossible de reproduire les délicates nervures, les sinuosités, les inégalités des gencives, sur lesquelles doit s'appuyer la pièce? Puis, s'astreindrait-on aux plus minutieuses précautions, qu'on constaterait toujours une déformation au moment de la soudure des dents, par suite de la dilatation inégale du métal.

Avec la vulcanite (1), toute déformation, tout gondolement, tout retrait sont impossibles ; le dentier se prête aux caprices de la muqueuse buccale ; il reproduit les détails les plus minutieux des gencives, puisque le procédé n'exige l'emploi d'aucune matrice, et que la pièce se moule d'elle-même par l'effet de la simple pression sur le modèle.

L'hippopotame s'altère, jaunit et se déforme sous l'action des liquides buccaux ; en se décomposant, il affecte péniblement tout à la fois la vue et l'odorat.— Les dentiers en métal sont d'un poids quelquefois énorme, et déterminent par là une fatigue assez considérable des muscles de la mâchoire et même un certain affaissement des gencives. — Le contact de métaux sur la muqueuse buccale occasionne, quel que soit leur titre, des excoriations, des aphthes, des ulcérations, des abcès, etc.

La vulcanite jouit d'une inaltérabilité absolue : elle est inattaquable par les acides et les dissolvants ordinaires ; — elle ne peut se déformer, malgré toutes les influences auxquelles on la soumet ; —elle s'adapte avec

(1) La vulcanite, a pour élément principal la gutta-percha et le caoutchouc vulcanisés.

La vulcanité acquiert la dureté de l'ivoire si on la soumet dans un appareil à vapeur à une température de 180 degrés centigrades.

Avant d'être durcie par la chaleur, la vulcanite est aussi molle aussi malléable que la cire ; elle s'applique et se moule avec une grande facilité.

une précision admirable sur la gencive et les racines qui restent, quelles que soient la forme et les particularités que présente la bouche. — Son poids spécifique est de la plus grande légèreté (nous avons remplacé, entre autres, un dentier en métal pesant 180 grammes par un autre en vulcanite pesant 32 grammes).

Les dentiers en or, platine, etc., présentent une teinte métallique fort désagréable ; — ils ont besoin, à cause de leur peu d'adhérence et de leur poids considérable, d'être soutenus par des ressorts d'une grande résistance. — Tous les métaux, quels qu'ils soient, sont antipathiques aux gencives, et ils offrent une certaine rigidité, qui rend la mastication fatigante et difficile ; — ils subissent une action galvanique parfois assez intense pour troubler le système nerveux et réveiller des douleurs névralgiques. Nous avons pu en constater maintes fois les dangereux effets sur l'organe visuel et sur l'ouïe.

La vulcanite, qui est susceptible d'un poli parfait, se marie convenablement pour la couleur avec la muqueuse buccale ; — elle s'adapte sympathiquement aux gencives avec une précision parfaite, qui permet à la mastication de se faire sans efforts. — La vulcanite est un mauvais conducteur du calorique et défie l'action galvanique que subissent tous les métaux.

Avec les pièces métalliques, — chose horrible ! — des accidents peuvent survenir.

Une soudure faible, incomplète, mal réunie ; un crochet usé, un métal peu tenace, cassant : au moindre choc, la pièce artificielle se brise ; on est surpris, un mouvement naturel de déglutition s'opère, et le fragment est avalé. La pointe inégale, acérée du métal rigide, se fixe dans les tissus, les déchire, et les accidents marchant bientôt, la mort survient, — mort épouvantable — due soit à la suffocation, soit à la perforation de l'œsophage.

Avec la vulcanite, rien de semblable à craindre, pas même la rupture d'une pièce. Son élasticité répond de sa solidité.

Avec elle, point de soudure, l'appareil est un. Un fragment viendrait-il, par impossible, à se détacher, qu'il ne saurait en arriver malheur. Ce fragment ne présentera jamais la pointe aiguë, l'arête acérée, le bord inégal et tranchant du crochet et de la plaque métallique. Il passera comme un simple bol alimentaire.

Les dents osanores jouissent, — avons-nous dit, — d'une propriété très précieuse, — pour les dentistes qui les emploient : — elles corrompent les dents saines.

Les pièces métalliques déchirent et tuméfient les gencives, elles déchaussent, elles usent, elles coupent les dents auxquelles elles sont adaptées.

C'est avec raison que l'on a dit de ces procédés barbares : « Un dentiste vous place une pièce de deux dents ; c'est bien. Hélas !... dans quelques années vous aurez quatre dents de moins, et ainsi de suite, jusqu'au moment où vous aurez la mâchoire tout entière perdue. »

C'est pour obvier à ces inconvénients que nous avons substitué la vulcanite à toute une quincaillerie de plaques, de crochets et de ligatures métalliques.

On n'accroche que ce qu'on ne peut pas faire tenir par une adhérence intelligente.

Sans doute la nécessité de combler plusieurs vides,

alternant avec des dents isolées qu'il faut ménager, nous oblige souvent à nous appuyer sur elles et même à les embrasser plus ou moins; mais notre pièce, par l'élasticité de sa substance, maintiendra les dents sans les fatiguer, et, loin de les ébranler, les consolidera.

En effet, une pièce telle que nous la comprenons, devient un tuteur véritable pour la dent isolée. Elle ne peut, en l'embrassant, ni l'user, ni la ronger, comme le font l'or et le platine, par une action imperceptible et lente, mais continue.

A tous ces avantages de la vulcanite, il faut ajouter celui de la durée et de la solidité.

Malgré leur poids énorme, les râteliers à base métallique sont condamnés, *lorsqu'on peut s'en servir*, à une casse ou à une détérioration certaine. La vulcanite conserve, malgré sa dureté, une grande légèreté et une certaine souplesse, qui la préservent de toute rupture et de tout dommage.

Quant aux dents minérales (1), encastrées dans la vul-

(1) Jusqu'à ces dernières années, les dents minérales ne présentaient point toujours une solidité complète, mais d'habiles fabricants les ont perfectionnées à ce point que leur durée ne saurait être limitée. Ces dents reproduisent minutieusement la forme, les contours, les nervures, la transparence et même les irrégularités des dents naturelles. Quant aux nuances obtenues, elles se comptent par milliers. On est parvenu également à fabriquer des gencives artificielles tellement parfaites qu'on croirait y voir, à travers l'imitation de la chair, circuler le sang et la vie.

Les graves inconvênients inhérents aux anciens systèmes ont disparu avec l'emploi des dents minérales. Seule, la dent minérale est incorruptible, inaltérable; seule, elle s'harmonise canite qui forme la gencive artificielle, pressées par elle de toutes parts, appuyées contre elle dans presque toute leur hauteur, ces dents ne peuvent ni s'échapper, ni s'ébranler comme dans les autres systèmes, et ne sont susceptibles d'être brisées que par un effort tout à fait exceptionnel.

Avec les bases métalliques, il faut inévitablement souder les dents et les soumettre ainsi à une température très élevée, ce qui les rend fêlées et cassantes ; avec le nouveau système, il est inutile de les exposer à l'action du feu.

De plus, le *talon* en vulcanite, qui les protége contre un choc violent des dents correspondantes, offre à ces dernières une surface *triturante* appropriée, avantage qu'on ne peut obtenir avec les pièces métalliques.

complétement avec la nuance des dents conservées, et, bien choisie, on ne peut la distinguer de ces dernières. Répétons que sa durée est illimitée, certains dentistes hésitent peut-être pour cette raison à en doter leurs clients, habitués à payer tous les ans un dentier d'hippopotame.

CHAPITRE VIII

LES DENTS ET L'ESTOMAC.

C'est surtout chez la femme que la carie dentaire sévit cruellement.

Les causes premières et occasionnelles de la carie sont les mêmes pour les deux sexes; mais chez la femme il existe en surcroît plusieurs causes prédisposantes, dont les plus pernicieuses sont : la gestation et la lactation. La femme achète le bonheur d'être mère, la volupté d'allaiter son enfant.

On pourra voir, dans notre *Traité sur la carie dentaire*, que quatre-vingt-dix personnes sur cent ont, à Paris et dans la plupart des contrées de la France, la bouche dans un état déplorable, dès l'âge de trente ans.

A trente ans être fragmentairement vieilli!

A trente ans, comme disait Bichat, une partie de nous-même, encore dans toute sa vigueur, assiste consternée à la décadence de l'autre!

Mais la nature se sert de la douleur comme d'un aiguillon au progrès. La science a grandi en raison de l'intensité du mal. Il n'est qu'une triste catégorie de personnes qui nient aujourd'hui l'efficacité des curatifs et la perfection des moyens prothésiques.

Certes, les femmes ont accueilli avec enthousiasme les heureuses innovations qui leur assurent la santé et qui leur conservent la beauté. Le nombre de celles qui hésitent encore à réclamer les secours de la prothèse est fort restreint à coup sûr. Bien plus, elles ne demandent qu'à être persuadées ; c'est à celles-là que nous allons nous adresser.

Il est irréfutable que si une mastication imparfaite n'amène dès le principe que des perturbations presque insensibles dans les fonctions digestives, peu d'années s'écouleront avant que l'appétit se déprave, que la digestion devienne capricieuse, et que les souffrances gastralgiques apparaissent.

L'homme mettra dix ans peut-être pour en arriver là. La moitié de ce temps suffira pour que chez la femme se révèlent les douleurs les plus poignantes, et que le délabrement de son estomac soit tel qu'il lui semble que quelque poison se mêle au bol alimentaire.

Un de mes amis, charmant causeur, me disait : « Quoi ! vous parlez de mastication chez la femme ? — mastication (il fallait l'entendre prononcer ce mot) ! Est-ce que la femme mange ? Vous n'avez donc jamais observé les femmes à table ? Nous mangeons, nous, mais la femme ne mange pas. »

Cela peut être très joli. Que la femme déploie à table la délicatesse inhérente à sa nature, je ne nie pas cela ; qu'elle mange peu, si peu, que sa manière de manger ait enrichi la langue française de cette locution : *Manger du bout des dents*, je veux bien en convenir.

Mais pour manger du bout des dents, faut-il encore qu'elle en ait.

Il n'est — quand il manque un certain nombre de dents — aucune satisfaction d'estomac à attendre.

Nous l'avons déjà dit : à chaque dent est dévolu un rôle spécial ; essayer de faire tenir aux dents qui restent l'emploi que tenaient les absentes, c'est les vouer fatalement à une destruction précoce, c'est condamner à l'état morbide ses fonctions digestives.

Il ne faut pas attendre que les dents apparentes disparaissent pour avoir recours à la prothèse ; lorsque les molaires partent, il faut les faire remplacer.

— Mais il me manque plusieurs molaires, et je digère bien, entendons-nous dire chaque jour. — Non, vous ne digérez pas ; il n'y a là qu'un mensonge d'estomac. Or, négligez l'estomac, il prendra bientôt de cruelles revanches.

Desbarreaux disait un jour à deux de ses amis : « Seriez-vous de ces fats qui s'amusent à digérer ? » Le mot fut trouvé drôle ; mais ce qui le fut moins, c'est que Desbarreaux mourut d'une gastrite.

D'autres personnes nous ont dit encore : « Je sens bien que mon estomac ne fonctionne plus comme jadis, mes digestions sont pénibles ; mais j'ai l'espérance que cela passera. » L'espérance ! l'espérance est un cautère qui entretient la plaie et l'avive.

CHAPITRE IX

LES DENTS AU POINT DE VUE PLASTIQUE.

Le côté de la question qui intéresse la femme plus peut-être que celui de la santé, c'est le côté plastique.

D'ailleurs, la femme se porte bien, a-t-on dit, tant qu'elle est belle.

Mais peut-elle être belle lorsque les dents lui manquent? L'absence des dents ne déforme-t-elle pas le visage?

Aujourd'hui, les femmes le comprennent, et c'est bien exceptionnellement que l'une d'elles viendra dire :

« Je préfère une laideur loyale à une beauté factice. Je suis sincère, moi. »

Dans quel coin du ciel, s'écrierait Diderot, est la planète où une femme parle ainsi?

Sincère, soit! mais vous êtes affreuse! Croyez-vous que ceux qui vous entourent se réjouissent de cette sincérité?

Croyez-vous qu'ils ne vous verraient pas avec plaisir discontinuer d'étaler à leurs yeux une série de brèches hideuses? Ne leur serait-il pas plus sympathique de rencontrer dans votre bouche des dents artificielles qui s'harmoniseraient avec celles qui vous restent?

« Mais tout le monde connaît le désordre de ma bouche, on raillera mes dents factices. »

Non, Madame, et loin de vous railler, chacun vous saura gré de lui avoir épargné un spectacle pénible.

Des dents factices! Eh! qu'importe! Il en est, nous l'avons déjà dit, de certains artifices de la parure des femmes comme des fictions de théâtre. — Nous savons bien que ce sont des fictions, elles n'en ont pas moins pour nous tout l'attrait de la vérité.

Ajouterai-je qu'il y a dans une bouche en désordre quelque chose de choquant qui se remarque immédiatement, l'œil découvre de suite une brèche entre deux dents; que la bouche soit remise en son état normal, et l'œil ne s'y portera plus avec une attention obstinée.

Enfin, d'autres nous ont dit: « Nous sommes déjà trop vieilles! des dents artificielles nous feraient taxer de coquetterie ridicule. »

Il n'est jamais ridicule de vouloir conserver sa santé; et quand, par une vie toute de bonté, de dévouement, d'amour, de sacrifice, on s'est entouré d'affections chaudes et vivaces, c'est un devoir que de chercher à prolonger sa vie, ne fût-ce que pour nous garder à ceux qui nous aiment.

Puis — trop vieilles, avez-vous dit. — Est-ce qu'il y a des femmes vieilles ? — A quel âge donc commence la vieillesse pour la femme? La femme n'a jamais que l'âge qu'elle paraît avoir ; elle n'est jamais vieille tant qu'elle est aimable et aimée.

CHAPITRE X

LES MARTYRS DES PRÉJUGÉS.

L'homme réclame plus tardivement que la femme les secours de la prothèse.

En effet, l'homme qui, généralement, se préoccupe très peu de ses dents dans sa jeunesse, les entoure de soins presque exagérés lorsqu'il en a perdu plusieurs; mais il ne fait pas remplacer celles qui lui manquent.

Serva tua et quœ periere relinque, disait-on au moyen âge.

Les gens qui vivent en marge du raisonnement, *extra muros* du bon sens, admettront seuls cet axiome, et demanderont à quinze ou seize dents le travail pour lequel la nature nous en a donné trente-deux.

Nous avons déjà énuméré les sérieux désagréments qui incombent aux personnes à qui une partie de leurs dents fait défaut; nous rappellerons seulement ici que c'est par le mauvais état des dents que peuvent s'expliquer la gaucherie, la timidité, la défiance de soi-même chez certains hommes. — Dans combien de circonstances l'absence des dents a-t-elle, en rendant la parole hésitante, en empâtant la prononciation, paralysé les moyens et enrayé le mérite? et en revanche, combien ne rencontrons-nous pas de gens qui n'émettent à coup sûr que des idées fort médiocres, mais qui attachent par la netteté de leur débit?

Maintenant si, un jour, l'homme qui a perdu une partie de ses dents reconnaît qu'en ne les remplaçant pas il compromet l'existence de celles qui lui restent, il se trouvera immanquablement un ami qui lui dira : « Comment, vous allez vous faire mettre des dents? Ne le faites pas : j'ai un cousin qui s'en est fait poser et qui n'a pas pu les porter! »

On a toujours des amis qui vous aiment à la façon dont les autres vous détestent.

D'abord ce cousin existe-t-il?

Admettons qu'il existe.

Admettons qu'il se soit fait faire un dentier.

Admettons qu'il n'ait pu le porter!

Qu'est ce que cela prouve? qu'il se sera adressé à l'un de ces praticiens qui datent de 1814, qui opèrent avec un abat-jour, dont les procédés sont démonétisés, les systèmes périmés, qui font de la potichomanie dentaire et non de la prothèse; ou encore, à l'un de ces dentistes poussés en une nuit comme des cryptogames, qui, hier clowns, pîtres, bonnetiers faillis, garçons charcutiers ou laquais de dentistes, arrachent aujourd'hui les dents *à l'instar de Paris*, et confectionnent des dentiers comme le premier chaudronnier venu pourrait les fabriquer.

Nous avons souvent parlé des rapports qui existent entre l'estomac et le cerveau, rapports tellement intimes, qu'on ne saurait maltraiter l'un sans causer un tort irréparable à l'autre. Nous n'y reviendrons point, les faits sont trop aveuglants d'évidence.

Par contre, rien n'est plus faux que le proverbe : *Bon estomac, mauvais cœur* ; — les sentiments généreux nous viennent plus souvent qu'on ne croit d'une bonne digestion.

Un humoriste a dit : *La gastrite gouverne le monde*, et son dire est moins paradoxal qu'il ne paraît l'être.

Vous est-il arrivé de perdre de vue un ami pendant cinq ou six ans ? Vous l'aviez connu rieur, plein de verve et d'entrain, optimiste à l'impossible ; vous le retrouvez taciturne, morose, pessimiste à l'excès, — s'il rit encore parfois, il rit gravement !

Et vous dites : Comme il a vieilli ! et vous vous livrez à une foule d'hypothèses, de conjectures, pour expliquer cette vieillesse anticipée, cette hypocondrie étrange. — Perte de fortune, espérances déçues, croyances évanouies, deuils même, tout entre en jeu.

Eh bien non ! — il n'a perdu ni biens, ni illusions, ni parents, ni amis, il n'a perdu que ses dents.

« Donnez, — dit le Dr Descuret, qui corrobore ainsi nos théories, — donnez un bon dentier à un vieillard mélancolique, il redeviendra causeur ; ses idées plus libres, perdront la sombre tristesse que leur imprime l'embarras de les émettre, joint à la difficulté de digérer. »

Mais, reconnaissons-le, à la limite extrême de l'âge mûr, l'homme adopte volontiers l'usage du dentier.

Il se trouve bien encore quelques espiègles de soixante ans qui prétendent que leurs gencives, depuis longtemps veuves de dents, se sont aguerries, au point de leur rendre les services que leur rendaient les dents elles-mêmes.

Nous avons rencontré tout récemment un de ces enfants terribles à cheveux blancs qui nous tenait ce langage et ajoutait :

« J'ai soixante-dix ans moins quelques minutes, et vous me parlez de dentiers. »

Assurément !

Il faut étayer la vieillesse, a dit Montaigne.

C'est en descendant l'escalier qu'il faut surtout prendre la rampe.

Nous affirmons qu'un bon dentier peut prolonger de plusieurs années l'existence d'un vieillard.

Mais, une vérité émise, — combien de temps s'écoulera-t-il avant qu'elle soit acceptée? N'a-t-elle pas à lutter contre la défiance, le préjugé, la routine, l'ignorance, la sottise ?

Tenez, — voyez ce riche septuagénaire. Voilà cinquante ans, il était fermier d'un petit domaine dont il est devenu acquéreur après vingt ans d'un labeur incessant et rude. — Chaque année, il a ajouté un morceau de terre à sa propriété ! Ses champs ! voilà son bonheur, sa seule affection vraie, sa vie, son cœur ! — Il connaît le rendement de chaque parcelle de terrain, il sait le nombre de ses plants. — Il ne les quitte qu'au tomber du jour ; il en rêve la nuit ; il les visite avant l'aube.

Eh bien ! dites-lui que, pour jouir quatre ou cinq ans de plus de ces champs tant aimés, il lui faudrait un dentier ! Et vous verrez ce qu'il vous répondra. — Il vous rira au nez. Un dentier ! il aime bien mieux acheter des échalas pour ses vignes !

Que voulez-vous ! l'idée a ses martyrs, la bêtise a les siens.

CHAPITRE XI

INCONVÉNIENTS D'AVOIR UNE TROP BONNE MÈRE.

Il est toujours facile de prévenir la perte des dents; on le peut en surveillant de bonne heure, la dentition des enfants.

Principiis obsta, etc., etc.

La mère pense bien au dentiste, mais elle remet indéfiniment la visite, et s'en rapporte, en attendant, aux conseils de quelques commères des deux sexes.

Une faiblesse trop grande, une sensibilité exagérée peuvent avoir des résultats déplorables. Votre enfant vous saura-t-il gré plus tard de cette sensiblerie, quand sa santé sera compromise, et quand il ne pourra ouvrir la bouche sans montrer une denture difforme ou ébréchée ?

Nous nous adressons donc aux mères de famille et aux enfants. Aux enfants nous dirons : Obéissez à celui qui écrit ces lignes, obéissez, car il vous aime; — aux mères : Imposez énergiquement à vos enfants l'observation des préceptes que j'indique.

Oui, ce qui fait que souvent un enfant est en proie, avant l'âge de quinze ans, à des douleurs atroces, et perd ses dents, dont il comprendra plus tard la nécessité impérieuse, et qu'il regrettera si amèrement, c'est..., à peine osons-nous l'écrire, c'est... une trop bonne mère.

Oui, cet ennemi bienveillant, et, selon l'expression si vraie de Mme de Girardin, *ce bourreau sans le savoir*, cet ennemi, d'autant plus puissant, d'autant plus funeste qu'il est de bonne foi, c'est une trop bonne mère.

Une mère a entendu dire qu'il faut, dès que les enfants atteignent l'âge de dix ans, soumettre leur bouche à l'examen d'un dentiste.

Ce nom, ce mot, a effrayé l'enfant, il a pleuré.

Quoi! voir couler des larmes de ces yeux aimés, sur ces joues veloutées, joues, selon le poëte, moitié chair et moitié fruit!

Et la mère a cédé.

Mères, aimez vos enfants, accablez-les de vos caresses, vivifiez-les de vos sourires.

Quand ils sont tout jeunes, écartez de leurs pieds les cailloux de la route — adolescents, les premiers obstacles et les premiers ennuis de la vie; mais ne cédez pas aux caprices de ces tyrans adorés, lorsqu'ils doivent plus tard payer leur entêtement de tant d'angoisses.

Conduisez-les chez un médecin-dentiste habile. — Une appréhension que rien ne justifiera leur fera verser deux larmes; vous les boirez dans un baiser; plus tard, toutes vos caresses seraient impuissantes contre les souffrances horribles que votre faiblesse leur aurait préparées, faiblesse que ces chers ingrats seraient les premiers à vous reprocher peut-être.........

CHAPITRE XII

PEUT-ON PRÉVENIR LA PERTE DES DENTS ?

Inexcusables et plus dangereux encore que ces mères trop faibles, sont les parents qui ne se préoccupent jamais de l'état de la bouche de leurs enfants.

« Nous savons bien, a dit Montaigne, ce que nos enfants nous doivent; songeons un peu à ce que nous leur devons. »

Règle générale, ces parents-là, lorsque le mal est irrémédiable, lorsque les dents ont poussé irrégulièrement au point de déformer le visage, ou lorsque, faute de soins, après d'intolérables souffrances, l'enfant se trouve dans l'impossibilité de mâcher et n'a plus qu'une prononciation flasque entre des gencives dégarnies, ces parents-là, loin de déplorer, de se reprocher leur incurie, se contentent de dire, à la façon des fatalistes de l'Orient : Il devait en être ainsi.

Non, il ne devait pas en être ainsi, et la faute vous incombe à vous seuls; il n'y a point là de fatalité, il n'y a qu'une indifférence coupable.

O vous qui négligez les dents de vos enfants, croyez-vous donc que le temps leur manquera pour souffrir?

De père en fils nous avons de mauvaises dents, avons-nous souvent entendu dire. — Qu'est-ce que cela prouve? Qu'une mauvaise denture est transmise aux enfants, comme sont transmis un tempérament et une constitution débiles?

Oui, c'est vrai, l'hérédité dotera les enfants de dents d'un tissu peu dense et d'un émail friable, par conséquent peu résistantes à l'action des acides, seules causes immédiates de carie. — Mais, de même qu'une petite santé bien conduite peut aller loin, de même les dents qui, par leur nature, semblent prédestinées à une destruction précoce, peuvent, si elles reçoivent des soins intelligents, prétendre à une durée telle qu'on ne saurait lui assigner une limite.

Ils ne se rappellent donc pas ce qu'ils ont souffert eux-mêmes, ceux qui négligent la bouche de leurs enfants?

Tout récemment, dans notre cabinet, se trouvait une jeune femme, martyre de l'insouciance de ses parents.

Cette jeune femme, mère d'une petite fille de sept ans, était astreinte à subir une opération qu'elle supporta sans mot dire.

Ce ne fut que lorsque l'opération fut terminée que la nature reprit ses droits. Elle se prit à pleurer; et tout à coup, pensant à son enfant : « O mon Dieu! s'écria-t-elle, est-ce que ma petite fille souffrira un jour autant que j'ai déjà souffert? »

— Non, madame ; faites observer à votre enfant les soins que réclame l'hygiène de la bouche, invoquez de temps à autre l'expérience du médecin-dentiste, et votre enfant ne connaîtra jamais de semblables douleurs.

Bien des mères nous ont dit encore : « Voyez comme mon enfant est malingre, étiolé, impressionnable ; il ne pourrait subir aucune opération : c'est une vraie sensitive. »

D'abord, nous le répétons, il n'y a lieu à opération que lorsqu'on fait trop tardivement appel à la science, — la bouche des enfants n'a que des traitements à suivre, que des soins à recevoir.

Puis, qu'on y songe bien, comme l'intensité des douleurs est en raison de la sensibilité, plus la constitution de l'enfant sera débile, plus il sera, plus tard, appelé à souffrir.

CHAPITRE XIII

LES DEUX DENTITIONS.

Il y a quelques semaines, un médecin nous présentait une jeune fille de douze ans, à jamais défigurée par une opération barbare... Six mois avant, un dentiste lui avait enlevé les deux grandes incisives, sous prétexte qu'elles étaient irrégulières, et sur la demande des parents, qui s'imaginaient en voir repousser bientôt deux autres plus belles.

Cette jeune fille a déjà la bouche déformée, la mâchoire aplatie, la lèvre supérieure ridée, parcheminée comme à soixante ans.

Semblable mutilation est rare, j'en conviens, on respecte les dents permanentes; mais ce qui est très fréquent, c'est de voir sacrifier avec un certain empressement les dents temporaires, c'est de voir les dentistes imbus d'idées fausses, ne connaissant même pas les premiers préceptes de leur art, se livrer avec une légèreté coupable à des opérations simples en apparence, mais dont les suites sont déplorables; c'est de les voir, mus par l'appât d'un misérable gain, torturer, mutiler de pauvres petites victimes que leur confie l'ignorance des parents.

C'est trop souvent dans les colléges et dans les pensionnats que cette mutilation se fait en grand. Le dentiste attaché à l'établissement fait à chaque visite une véritable hécatombe de dents de lait. Il existe même un pensionnat dans lequel on a institué un *prix de dentition*, décerné à l'élève qui se fait arracher le plus de dents !

Or, dix-neuf fois sur vingt, les dents de lait sont arrachées intempestivement.

Nous allons succinctement indiquer ce qu'il faut faire ou éviter lors de l'apparition des dents permanentes; mais quelques mots d'abord sur la première dentition.

LA PREMIÈRE DENTITION.

Le nouveau-né n'a pas de dents ; il n'en a pas besoin pour la nourriture que lui fournit le sein de sa mère. Les dents apparaissent plus tard, lorsque, par suite du développement qu'il a pris et des exercices auxquels il se livre, l'enfant réclame une alimentation plus substantielle. La première dentition est complète à quatre ans ; elle se compose de vingt dents, qui toutes doivent tomber quelques années plus tard.

La sortie de ces premières dents est presque toujours

accompagnée de phénomènes inflammatoires, convulsions, etc., pour lesquels on doit avoir recours au médecin.

En général, la dentition est d'autant plus accidentée que l'enfant est plus robuste et bien constitué. On vend, pour faciliter la sortie des dents, une foule de sirops, de hochets de dentition, fort utiles... à ceux qui les vendent. Une bonne chose, selon nous, c'est de faire mâcher à l'enfant une racine de guimauve ou de réglisse préalablement bouillie dans du lait.

Les accidents morbides occasionnés par le travail de la dentition s'expliquent facilement lorsque l'on songe que, dans les mâchoires d'un enfant d'un an, s'élaborent la formation et le développement de *cinquante-deux* dents, savoir : vingt dents de lait et trente-deux dents permanentes.

On peut prévenir la plupart de ces accidents au moyen d'une hygiène bien entendue, dont les lois ont été tracées par Guersant, Trousseau, etc. Malheureusement il existe dans le public, relativement aux soins à donner alors à l'enfant, une foule de préjugés que le cadre de ce travail ne nous permet pas de combattre.

LA DEUXIÈME DENTITION.

La deuxième dentition commence vers l'âge de sept ans.

De six à neuf ans, toutes les incisives sont remplacées.

A neuf ans, paraissent les premières petites molaires, — les secondes petites molaires de neuf à onze ; — puis les canines ; — les secondes grosses molaires de dix à douze ; les troisièmes grosses molaires, ou dents de sagesse, de dix-huit à vingt-cinq.

Nous avons à dessein omis de signaler l'apparition des premières grosses molaires, pour appuyer davantage sur le fait.

Les premières grosses molaires définitives poussent entre quatre et cinq ans.

Beaucoup de dentistes l'oublient trop souvent, et rangent ces dents parmi celles de la première dentition.

C'est de sept à dix ans surtout qu'il faut surveiller avec soin la bouche des enfants : les dents de lait doivent tomber seules. La nature prend soin d'opérer la destruction et la résorption de leurs racines.

On ne doit enlever la dent de lait qu'alors seulement qu'elle est tout à fait chancelante, et lorsque se montre la dent permanente appelée à la remplacer.

En suivant cette indication on épargnera aux enfants la majeure partie des irrégularités qui déforment leur bouche. — Mais les parents sont presque toujours impatients de voir tomber des dents qui ne sont que provisoires, et trop souvent certains dentistes n'ont aucune raison pour ne pas céder aux désirs des parents. — Ils arrachent les dents de lait sous prétexte de donner plus de place aux dents nouvelles ; mais, loin d'augmenter l'espace qui leur est réservé, ils le *diminuent !*

Les dents de lait servent pour ainsi dire de jalons, de guide aux dents permanentes. Si on les enlève avant la sortie de ces dernières, il se produit un retrait, un affaissement des maxillaires et des gencives ; l'arcade dentaire se rétrécit au lieu de s'étendre et de se développer. Bientôt, à la place de l'alvéole oblitéré, il se formera une lame osseuse compacte, à travers laquelle la dent permanente s'ouvrira plus tard difficilement un passage.

CHAPITRE XIV

DE L'INFLUENCE DES DENTS CARIÉES.

Lorsque prochainement nous traiterons de la carie, nous verrons dans quelle progression effrayante ce mal étend ses ravages depuis le commencement de ce siècle, et son action sur la durée de la vie humaine.

Sur dix enfants de quinze ans que nous prendrons au hasard, en rencontrerons nous deux chez qui tout respirera la santé, une de ces plantureuses santés qu'on donne volontiers aux enfants sur la simple garantie de leurs dents blanches ?

C'est à peine, — et chez les autres, les douleurs dentaires ont déjà cruellement sévi.

Ils ont quinze ans, et déjà plusieurs dents leur manquent ; plusieurs autres, noirâtres, atteintes de carie, oscillent dans leurs gencives hypertrophiées ; — ils n'osent se livrer aux jeux de leur âge, car ces jeux développeraient une chaleur qui. se répercutant sur leur système dentaire, provoquerait des douleurs intenses.

Ils ont quinze ans, et ils sont déjà *fragmentairement* vieillis.

Ils ne digèrent plus, — les viandes fortifiantes sont antipathiques à leurs dents, dont la sensibilité s'éveille au contact du moindre corps un peu résistant ; ils se cloîtrent dans l'usage des aliments mous, et laissent leurs dents dans l'inaction, ajoutant par là au mauvais état de celles qui leur restent. — Les dents, comme tous les autres organes, ont besoin d'exercice.

Mais bien plus, *il existe des rapports intimes, une corrélation qu'on ne saurait nier entre l'estomac et le cerveau.*

L'état physique réagit sur l'état moral.

Quand l'estomac souffre, le cerveau est débilité.

A Dieu ne plaise que nous voulions dire qu'un enfant dont les digestions seront laborieuses et pénibles, par suite du mauvais état de sa bouche, verra s'éteindre ses capacités.

Nous n'émettrons jamais paradoxe semblable ; mais nous affirmerons qu'il n'aura plus sa liberté d'esprit, la plénitude de sa volonté, de sa mémoire, de son intelligence ; nous soutiendrons que ses facultés seront amoindries.

Nous avons vu plus d'un de nos camarades échouer dans les concours, où ils auraient remporté les premières couronnes, et dans les examens, qu'ils auraient victorieusement subis, sans ces affreuses crises dentaires qui portent le trouble dans tout l'organisme et qui paralysent les moyens.

« Mais, Monsieur, nous ont souvent dit des parents à qui nous énumérions les tristes conséquences d'une denture négligée, que vouliez-vous donc que nous fissions ?

Nous avons assez souvent recommandé à notre fils de s'abstenir de sucreries et de fruits verts. »

« N'est-ce pas aux enfants et aux oiseaux, s'écrie Gœthe, qu'il faut demander si les cerises sont bonnes ? »

Et qu'importe le sucre ! et qu'importe les fruits ! Le mal gît dans l'hérédité, dans l'inobservance des lois de l'hygiène, dans le dédain des moyens prophylactiques, dans les retards apportés à l'application des curatifs ; il gît surtout dans le scepticisme absurde de certaines gens qui nient le progrès ; enfin, dans l'avarice de certains parents, qui feignent de douter de la possibilité de la guérison, parce qu'ils reculent devant la moindre dépense (1).

Cela est à n'y pas croire, et cependant cela est.

Lorsqu'on songe à la somme de souffrances que l'avarice apporte à de pauvres enfants, on est tenté de demander une loi Grammont pour la créature humaine.

Enfin, d'autres parents nous ont dit : « Mais nous ne pensions pas avoir de surveillance à exercer sur la bouche de nos enfants ; un dentiste est attaché au pensionnat où j'ai mis ma fille, un autre au lycée où j'ai envoyé mon fils. »

La sollicitude d'une mère de famille ne se supplée pas, a dit J.-J. Rousseau.

C'est au moment où la bouche des enfants réclame le

(1) Nous devrions peut-être ajouter que le mal gît aussi dans l'impéritie, dans l'ignorance coupable de beaucoup de dentistes.

plus de soins, le plus de surveillance, que leurs parents s'en séparent et les confient à des chefs d'institution. Or, il est triste de voir quelle insouciance apportent certains maîtres dans le choix de l'homme à qui ils livrent sans contrôle la bouche des enfants. Comme preuve à l'appui, je puis mettre sous les yeux de quiconque douterait de son authenticité le numéro d'un journal de province qui, l'an dernier, a publié l'incroyable annonce qui va suivre :

On demande à l'institution B .. un dentiste à l'année ; INUTILE DE SE PRÉSENTER SI L'ON N'EST PAS PÉDICURE.

Le dentiste de pensionnat est trop souvent funeste aux enfants. Règle générale, la seule opération qu'il pratique est l'arrachement. Et les parents laissent sans mot dire s'accomplir cette mutilation.

CHAPITRE XV

DE LA CONSERVATION DES DENTS CARIÉES.

« *Je n'en ai pas souffert jusqu'à présent.* » Telle est invariablement la réponse que reçoit le dentiste lorsqu'il s'étonne de la négligence du client qui vient livrer à ses soins des dents déplorablement cariées.

Croirait-on vraiment que ce sont des personnes intelligentes et des femmes du meilleur monde qui s'expriment ainsi?

Eh quoi! faut-il que les dents soient douloureuses au moindre contact, qu'une cavité profonde laisse le nerf à découvert, que la couronne soit ébréchée ou qu'intervienne la névralgie avec son cortége d'inénarrables angoisses, pour que l'on songe à réclamer les secours de la science?

Pourquoi attendre que les dents soient dans un état de détérioration tel, que le succès devienne, sinon douteux, du moins difficile? N'est-il pas d'une logique plus saine de rendre visite au dentiste lorsque la dent, à peine attaquée, permet de procéder à l'obturation sans encombre?

Une dent dont la carie est arrêtée à son début ou à peu près, et obturée selon les règles, durera autant que la dent la plus saine ; mais quelle longévité assigner à une dent compromise au point qu'il faille déployer les plus méticuleuses précautions pour introduire et fixer l'agent obturant entre ses parois amincies, diaphanes ?

Il est aussi des gens qui prétendent que leurs dents se carient sans leur occasionner la moindre souffrance, et qui laissent alors, sans s'en préoccuper, leurs dents se découronner et tomber en morceaux.

Et ils s'imaginent qu'il n'y a rien de changé dans leur bouche, qu'il n'y a qu'une dent de moins !

Une dent de moins ! n'est-ce donc rien ? Une dent qui tombe, dit le proverbe espagnol, c'est une feuille qui se détache de l'arbre de la jeunesse.

Une dent de moins ! mais si, comme cela arrive souvent, la dent correspondante frappe exactement dans le vide, cette dent s'allonge, se déchausse, et en voilà une deuxième perdue, sans compter que la dent tombée en décomposition a pu, a dû communiquer la carie aux dents voisines.

Puis, dès que deux dents manquent d'un même côté, on mange plus volontiers de l'autre ; les dents qui restent dans l'inaction s'encroûtent de tartre (nous en verrons plus tard les tristes conséquences), et les gencives deviennent fongueuses ; enfin, quand la mastication ne s'effectue que d'un côté, elle est incomplète, imparfaite, insuffisante.

Avec ces systèmes-là, on se met — selon une expression brutale mais vraie — des indigestions sur la planche ; on congédie sa santé, on s'expose à rencontrer l'hiver avant l'automne.

CHAPITRE XVI

LES DENTISTES.

L'art du dentiste n'existe sérieusement que depuis quarante ans à peine. Il était encore, au commencement de ce siècle, pratiqué comme au temps des Romains.

Il est vrai qu'autrefois on conservait ses dents, tandis qu'à présent il est peu de personnes qui n'aient des dents cariées ; nous voyons même, chaque jour, des enfants de douze ans qui n'en ont presque plus de saines (1).

Le nombre des dentistes s'est accru en raison de cette progression morbide.

Je sais qu'on a dit malicieusement que *les dents partent lorsque les dentistes arrivent;* mais ce sont là propos de gens qui à de mauvaises dents joignent une mauvaise langue, ou cela n'est plus vrai que pour les dentistes ambulants que l'on voit, en province, apparaître aux jours de marché. Là, de deux associés montés sur une voiture

(1) Les causes de la perte des dents sont parfaitement connues, nous les indiquons dans notre *Traité sur la carie.*

bariolée, — l'un arrache les dents des badauds, — l'autre arrache de la musique d'un orgue de Barbarie.

Mais, que dis je! grâce au progrès, les élèves et successeurs de ces artistes forains sont maintenant patentés; ils exercent en appartement, et pratiquent conjointement la pose des dents artificielles et l'extraction des naturelles. *Uno avulso, non deficit alter.*

Ainsi que je l'ai dit, la profession est nouvelle, à peu près inconnue; le public s'adresse à eux; ils font des affaires, sont parfaitement satisfaits d'eux-mêmes et de leur clientèle, clientèle (les extrêmes se touchent) parfois aristocratique (1), et ne savent peut-être pas au juste s'il est des connaissances qui leur manquent:

On ne peut désirer ce qu'on ne connaît pas.

Ils prennent leur horizon pour les bornes du monde et restent incrustés à jamais dans une triple couche d'ignorance épaisse, mais cette triple couche est parée de quelques phrases étudiées, parée d'une cravate blanche et d'un habit noir, et le client, trop ému devant les instruments, ne songe guère à percer le frac où le Bilboquet s'enveloppe.

Après tout, peut-on leur reprocher leur ineptie, leur ignorance? Ne doit-on pas montrer vis-à-vis d'eux plus de pitié que de sévérité? ils font ce qu'ils peuvent, mais leur bonne volonté est stérile. Dentistes de hasard, poussés en une nuit comme des cryptogames, où auraient-ils puisé les lumières et l'expérience?

(1) Il suffit qu'un dentiste écorche le français avec un accent de juif allemand ou américain, pour qu'une partie de l'aristocratie parisienne lui confie ses mâchoires.

Lorsque partout on acclame les progrès de la médecine dentaire, ces praticiens commencent à peine à croire à la possibilité de guérir et de conserver les dents cariées. Ce ne sont, hélas! que des manches de clef de Garengeot, et ils justifient pleinement cette définition :

« Un dentiste est un homme qui arrache les dents des autres pour pouvoir mettre quelque chose sous les siennes. »

Ces gens-là ont intérêt à entretenir leurs malheureux clients dans un scepticisme regrettable vis-à-vis de la thérapeutique dentaire. Leur tactique me rappelle un mot charmant de Rossini : « Je voulais vous envoyer un dindon truffé, lui écrivait un de ses amis, mais *on* dit que les truffes ne sont pas encore bonnes. — Allons donc, répondit le malicieux vieillard, c'est un bruit que les dindons font courir. »

Ce qui est le plus à déplorer, c'est qu'ils font des élèves ; aucun domestique n'entre chez eux sans en sortir..... dentiste.

Diogène s'écriait, à la vue de quelques Athéniens qui se baignaient en eau sale : Où donc lave-t-on ceux qui se baignent ici? Nous demanderons, nous, comment donc éclaire-t-on ceux qu'aveuglent ces *professeurs?*

Que les praticiens sérieux et instruits se multiplient, et les arracheurs patentés reprendront bien vite les petits métiers de leur jeunesse.

Malheureusement les dentistes ont vécu jusqu'ici sans moyens sérieux de s'instruire, dans un isolement complet, sans relations professionnelles, se garant envieusement les uns des autres.

Quand donc ceux qui, à juste titre, font autorité parmi nous, organiseront-ils des réunions, des cours, des recueils périodiques? quand donc le gouvernement avisera-t-il à la création d'une école spéciale pour l'enseignement de l'art dentaire?

Alors seulement les jeunes praticiens éviteront, à leurs débuts, de passer fatalement, aux dépens des clients, par une longue et regrettable série d'épreuves et de tâtonnements; alors seulement ils pourront acquérir les connaissances théoriques et pratiques, la science et l'habileté indispensables à l'exercice de leur profession.

Quoi qu'il en soit, le progrès marche, l'art s'enrichit de découvertes intéressantes, d'ingénieux perfectionnements, en même temps que sont abandonnés peu à peu les systèmes vermoulus, les procédés barbares.

Les dentistes arracheurs tendent à disparaître, tandis que s'accroît peu à peu le nombre des dentistes intelligents, des véritables médecins de la bouche.

M. Trousseau a dit récemment : « La médecine, qui était jusqu'ici dans un véritable chaos, entre dans une phase de transition; elle s'améliore tous les jours, *autant par ce qu'elle perd que par ce qu'elle gagne.* »

C'est aussi l'histoire de l'art dentaire.

DORIGNY, MÉDECIN-DENTISTE,

Passage Véro-Dodat, 33.

TABLE DES MATIÈRES.

Paris. — Imprimerie de DUBUISSON et Ce, rue Coq-Héron, 5.

A LA MÊME LIBRAIRIE

HYGIÈNE DENTAIRE, in-8°, 1859.............. 1 fr.

LA BOUCHE HUMAINE : PHYSIOLOGIE, PHYSIOGNOMONIE, HYGIÈNE, DIAGNOSTIC MORAL, un volume in-12, 325 pages. — Paris, 1862........... 3

SOUS PRESSE

Pour paraître le 1er Juillet 1863 :

GUIDE PRATIQUE DU CLIENT POUR LES DENTS ARTIFICIELLES, grand in-18 jésus......... 50 c.

Pour paraître le 1er Septembre :

LA CARIE DES DENTS : SES CAUSES, MOYENS DE CONSERVER LES DENTS CARIÉES, LE PLOMBAGE. 75

N. B. Ces deux dernières brochures, commencées depuis longtemps, devaient, y compris les *Causeries*, ne former qu'un seul volume; mais des perfectionnements, des découvertes surgissant partout, de nouvelles méthodes se substituant chaque jour aux anciennes, l'auteur a dû maintes fois modifier, remanier son travail, et la publication de ces petits traités a été retardée jusqu'à ce jour.

Paris. — Imprimerie de Dubuisson et Ce, 5, rue Coq-Héron. — 5989

www.ingramcontent.com/pod-product-compliance
Ingram Content Group UK Ltd.
Pitfield, Milton Keynes, MK11 3LW, UK
UKHW022121260726
13993UKWH00003B/1157